# LETTRE

## A
## UN AMI
### SUR LES
# OPERATIONS
## DU CAFFÉ

### PAR
## IEAN CHRETIEN GERARD KNOLL,
### DOCTEUR ET PRACTICIEN
### EN MEDECINE.

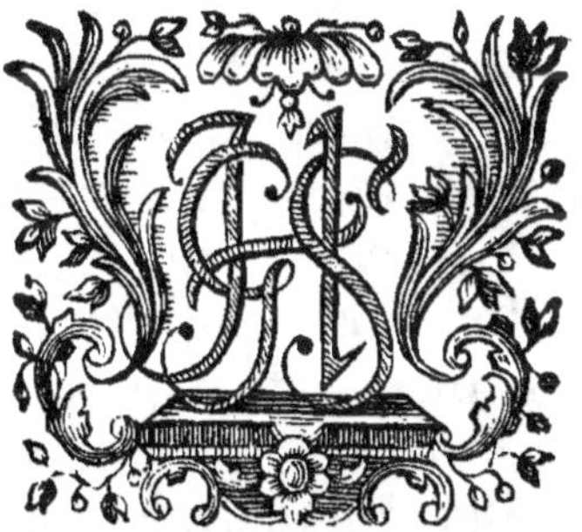

À QUEDLINBOURG,

CHEZ GOTHOFR. HENR. SCHWAN, 1752.

# MONSIEUR,

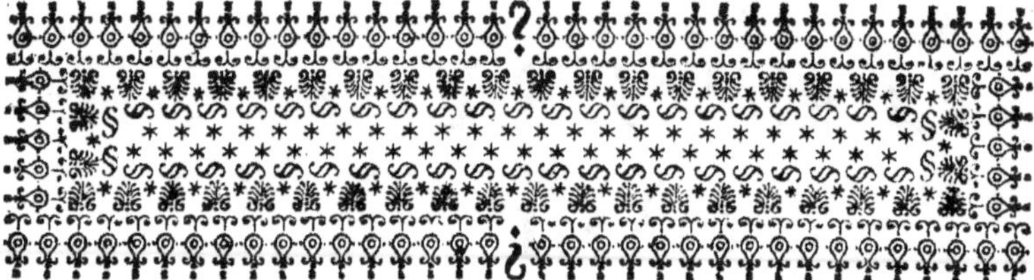

Vous m'avez prié dans Votre derniére de vous communiquer mes sentiments sur la boisson aimable du Caffé. C'est une pretension des plus delicates que vous me faites, je l'ose bien dire: Car en tout cas, soit que je loue, ou que je ne loue pas le Caffé, il faut craindre des jugemens bien differens là-dessus. Pourtant l'honneur de votre amitié que j'estime sur tout, me met dans une inquietude dont je ne saurois me débarrasser avant que d'avoir satisfait votre desir. Et parce que l'experience fait assez voir que plusieurs medecins reglent leurs ordonnances selon leur temperament, & que par con-

A 2

se-

ſequent à cette meſure & ſelon leur different goût, ils changent ausſi de ſentiments, je tâcherai d'y trouver le milieu & je donnerai non ſeulement au Caffé l'encens qu'il merite, mais je le preſenterai ausſi du coté moins avantageux & moins digne. Enfin je croirai ma peine ſuffiſamment recompenſée, quand je verrai mes Sentiments appuyés par votre approbation.

I. La deſcription de l'arbre de Caffé nous a été donnée par pluſieurs. On nous en a marqué les differentes ſortes, & les caraĉteres.

Quelques uns ont même jugé qu'on puiſſe uſer des féves de Caffé toutes crues qu'elles ſont. Le Sieur ANDRY nous les recommande telles dans ſon traité: *Des alimens du Carême.* Il ſoutient qu'on puiſſe bouillir deux fois les fêves de Caffé. Peut être pourra-t-on les employer une troiſiéme fois quand on les rôtit après.

Quoique ce projet ſoit à bien vil prix, il a pourtant trouvé peu d'approbation. Le plaiſir que nous donne le Caffé rôti ou cuit, a bien ſupprimé cet experiment nouveau.

Monſieur le Doĉteur DUNCAN *dans ſon Journal litteraire,* nous veut enſeigner combien cet experiment ſoit raiſonnable. Il dit que le Caffé, lors qu'il eſt rôti, commence à perdre les parties ſpiritueu-

ritueufes qui caufent à l'homme un certain em-
barras.

Nous en avons encore d'autres raifons. L'experience temoigne que les féves de Caffé font bien
étroitement & fermément liées enfemble.

Lors qu'on les rôtit, on ne fauroit effectuer
par là qu'elles foient fuffifamment diffoûtes. Un
certain fouffre lie les particules du Caffé fermément enfemble. Le feu les doit detruire même
par le feu. Après celà les particules tiennent moins
fermes enfemble. L'eau chaude eft donc capable
d'achever leur diffolùtion. Parceque le Caffé a ef-
fuyé ce degré du feu, quelques uns vont foutenir
qu'on puiffe après cuire ce Caffé avec l'eau.

Nous y remarquons quelque difference. Car
au premier cas, le fouffre, comme le principe de
la liaifon, n'eft pas detruit tout à fait, & au fe-
cond cas, le principe du fouffre eft deja evanouï,
par confequent le Caffé manqueroit de bon goût,
fi nous le voulions beaucoup cuire avec l'eau. Sa
huile volatile qui nous donne cet agrêment, fe dif-
fiperoit.

On met fur le Caffé de l'eau ardente, la laif-
fe repofer quelque tems fur le Caffé. Le rôtir doit
auffi avoir fon degré regulier & determiné.

Si les féves font rôtics trop peu, l'eau n'eft pas
en état de diffoudre toutes les parties diffolubles du

A 3

Caffé

Caffé. Rôtissez le trop, & vous ferez passer en l'air les parties volatiles, & rester les inutiles. Mais quel effet ou quelle douceur voulez vous attendre de ces derniéres?

Quelques uns ont accoutumé de mettre sur le Caffé quelques goûtes de l'huile douce d'amandes, c'est par là qu'ils comptent conserver cette huile.

On ne sauroit nier que celà arrive: mais il est sans contredit que ces parties sont empêchées par là de se separer dignement de l'eau. S'il doit retenir le degré convenable, il faut qu'il perde un quart de son poids. La plûpart sont si experimentés qu'ils voient d'abord à la couleur des feves rôties le juste degré.

II. Il me faut entrer en detail des parties essentielles du Caffé. Celà me mettra én état de temoigner après d'autant mieux ses vertus.

Lors que le Caffé est destillé il donne une couleur rougçâtre. Lors qu'il est rôti, il donne une odeur agréable. Il s'en suit donc qu'il a une huile volatile. Il y est aussi une certaine gomme, c'est ce qui est assez visible dans un Caffé épais ou fort qui est outre celà bien visqueux & gluant.

Le goût amére est temoin des parties alcalisées, & l'esprit de vin en dissoud des parties resinées.

Celles ci, aussi bien que les parties terrestres ne sauroient être dissoutes par les particules de l'eau.

Donc,

Donc, la boiſſon du Caffé conſiſte en des parties aqueuſes, qui en font une bonne part, & en parties oléagineuſes gommeuſes & alcaliſées.

III. Je viens à preſent à l'utilité de la boiſſon du Caffé à meſûre qu'elle en vient naturellement, & ſortit de ſes parties eſſentielles ſusditès. Plus un corps a de parties fluides, plus il a de force d'attenuer le ſang & de le rendre fluide, & par conſequent il aura moins de parties fixes unies en lui dans un certain éspace determiné.

Mais c'eſt juſtement en quoi conſiſte la fluidité, ſavoir, quand la coheſion des parties fluides entre elles-mêmes eſt moindre du poids d'un corps fluide dont la grandeur égale un pois.

La fluidité avance lá circulation du ſang. Ses particules ſont capables de paſſer par les vaſes les plus étroits. Celà ſe fait par la force de l'attraction: par conſequent le Caffé á la vertu d'attenuer le ſang, & d'avancer la circulation. Ce n'eſt pas encore tout. Sa huile volatile, & ſes parties alcaliſées doivent plus diſſiper le ſouffre du ſàng. Elles mettent ſes parties de fèu en mouvement. Elles cauſènt une extenſion du ſang & des vaſes. Ceux-ci ſont emûs & irrités. Après on y ſent une contraction plus violente, & elles operent avec plus de force dans le ſang. Il faut alors que le ſuc de nerfs ſoit plus fortement detachè. Il ſe retire vers les muſcles

cles du coeur, & vers les artéres. C'eſt alors que même celles-ci agiſſent avec plus de force. Mais lorsque le ſang eſt emeu plus vigoureuſement, il faut auſſi que ſes parties devienneut plus fluides. Cette propoſition eſt ſujette à une exception, quand le mouvement eſt trop violent, & de trop longue durée. S'il eſt vrai que la circulation libre du ſang eſt cauſe de la ſuite reguliére de nos actions, il ſera vrai auſſi que la boiſſon du Caffé les avance. Particuliérement les ſucs ſont dignement ſeparés les uns des autres, ce qui ſe fait ſur tout dans la ſuperficie de la peau. L'eau a la qualité de rélâcher les canales. La chaleur contribue à l'attraction des humeurs. L'huile volatile tempere le ſang, & rend ſes parties propres à l'excretion. Il eſt donc certain que la boiſſon du Caffé avance la tranſpiration. Les particules de l'eau faiſant une bonne partie du Caffé, il faut auſſi qu'il ait la vertu de diminuer l'aigreur du ſang. Les ſels cauſent une aigreur, lorsqu'ils ſont concentrés. Or l'eau diſſout les ſels, & par là elle ôte la concentration, par conſéquent il faut auſſi que l'aigreur diminue. Outre celà il a la vertu de pouſſer l'urine. Son alcali & ſa huile volatile avancent la circulation du ſang. Ils rendent les parties propres à l'excretion. Les parties aqueuſes diminuent le ton des ureteres, & par conſequent elles avancent l'excretion de l'urine.

Sou-

Souvent un certain acide fait une contraction dans les fibres des artéres, & empêche l'excretion de l'u-rine.  Le Caffé possede un alcali.  Célà s'unit a-vec le sel acide.  L'effet de l'acide est detourné par là.  Le Caffé est aussi utile à ceux dans le corps des quels l'aigreur a déja pris le dessus.

Il rompt la force de l'acidité maligne.  C'est dont un hypocondriaque sent l'effet salutaire.  Ils ont une abondance de l'acide en eux: Ce qui se fait voir par le grand appetit qu'ont quelques uns de ces gens là.  L'alcali du Caffé change la grande subtilité de l'acide.  Il devient un sel moïen & proportionnel, pendant qui s'en mêle.  La cause de la plûpart des accidens hypocondriaques, est l'obstruction des parties dans le bas ventre, principalement de la porte : Témoins les anatomies de ces sortes de sujets. L'alcali a quelque vertu d'épanouir la matiére ratatinée.  Encore la plûpart des accidens de ces sortes de maladies éclatent après le manger, & c'est alors que ces personnes se serviront du Caffé avec avantage.  Car les viandes excitent une sensation dans l'estomac.  Chaque sensation est suivie d'un mouvement des particules fluides vers

B

dans

le lieu où fe trouve la fenfation. C'elles-là font dans une étroite proportion les unes avec les autres. Après avoir mangé beaucoup de parties fluides fe rendront aux parties de l'eftomac. Or, quand l'affluence diminue dans un coté des parties, elle s'augmente d'autant plus dans le côté des autres. Il s'en fuit donc qu'alors la tranfpiration eft diminuée dans la peau. C'eft pourquoi les perfonnes foibles fentent un friffon dans la peau, un mal de tête & une langueur aux membres. Or, le Caffé avançant la tranfpiration, les met à l'abri de ces accidens, & ces perfonnes s'en trouvent fort bien.

Il conferve le benefice de ventre. Si la boiffon de Caffé avance l'excretion du fuc de nerfs dans le corps, comme nous en avons fait mention, il faut non feulement que les fens exterieurs, mais auffi les interieurs faffent leur devoir. Ceux là en font l'adminicule, & en même tems la fource. Notre ame comment pourra-t-elle juger des fenfations, fi elle n'en a pas auparavant ? & comment fera-t-elle en état, de fentir autrement les objets, fi non qu'à l'aide du fuc de nerfs ? je ne faurois cacher ce point. Monfieur DUNCAN, *dans le livre, fur l'abus*
*des*

*des viandes & des boissons chaudes & violentes, p. 434.* dit :
Un certain Orateur qui se defioit de lui-même, dit un
jour, qu'il étoit obligé de réveiller avant son genie par
du Caffé. Qui n'admireroit pas la vertu de cette
legume! Il n'est pas toujours necessaire de prendre le
Caffé immediatement après diner. Quand on at-
tend un peu, il aura son utilité. Après que les viandes sont distribuées dans l'éstomac, & qu'elles
sont deja entrées dans le boyau culier, son utilité se-
ra bien à comprendre. C'est où la bile s'epandit.
Celle ci doit digerer plus parfaitement les viandes.
Elle doit effectuer une excretion plus subtile, mais
elle doit aussi en même tems joindre les parties a-
queuses aux oléagineuses. Or la boisson du Caffé
dissoud en quelque maniére la bile & separe ses parties salines des oléagineuses. Par consequent il doit
aussi faciliter ses operations. A cause de ses particules alcalisées on l'a trouvé bon dans les fiévres.
D. G. E. Stahl, *P. II. materiae medicae, p. 91.* Une
certaine Dame de qualité étoit attaquée de la fiévre
quarte, elle avoit en même temps une enflûre de la
râte : Elle ne se servoit que du Caffé au commen-
cement du paroxysme, & à la prémiére attaque du
frisson ; & la voilà enfin tout à fait quite de la fi-

B 2

éyre,

évre, D. I. H. Cohausen, *dans sa table medicinale au Thée, p.* 43.

Dans les migraines, dans la surdité, dans le scorbut & en de semblables cas, il doit rendre de bons services, comme l'ont remarqué plusieurs Savans en medecine, Lentil. *in miscell.* **2.** *Dec. An.* 3. *obs.* 198. Muys. *observ. chirurg. p.* 351.

Monsieur Cohausen remarque au lieu allegué qu'à Paris une femme avoit eu des douleurs de tête fort violentes de sorte que les medecins & les chirurgiens alloient deja tenter les derniers efforts avec le trepan. L'un d'eux ordonnoit l'usage du Caffé qui faisoit tant d'effet que le mal s'appaisoit en peu de tems. Il est remede contre l'ébrieté. L'acide est temperé par les parties aqueuses du Caffé. Son alcali ôte la violence à l'acide. Son eau tempere les parties spiritueuses du sang, & les fait sortir par la transpiration. Ainsi les ecclesiastiques Turcs auroient bien pû se dispenser du soin dont ils etoient tentés de croire que le Caffé enyuroit. La suite a montré que leur soin n'a pas été de longue durée, l'experience les ayant éclairci qu'il n'étoit pas contre les maximes de Mahomet de prendre u-

ne

ne taſſe de Caffé. Ils en prennent ſouvent au-
jourd'huy. L'on dit que Mahomet s'étoit attiré
par là l'epilepſie, comme par le vin.

IV. Je vous ai decouvert tout court mes penſées
ſur le bon uſage du Caffé. Je me reſſouviens à preſent de la promeſſe que je vous ai faite de vous par-
ler auſſi du dommage que le Caffé pourra cauſer.
Ses ennemis ont fait tous les efforts poſſibles d'al-
terer les ſenſations de ſon goût, & d'en faire hor-
reur aux humeurs par une impreſſion dèſavanta-
geuſe. Ils ſont tombé ſur des choſes qui cauſeront
dans les credules peutêtre plus de terreur que les
contes les plus terribles des ſpectres ne feroient dans
les ſuperſtitieux. Permettez moi, Monſieur, que je
vous en raconte quelques uns. On s'eſt efforcé de faire
valoir une certaine imagination que le Caffé etoit
ennemi de la beauté, & qu'il transformoit un ſu-
jet agréable dans un affreux. On n'a pas manqué
de farder cette opinion d'un teint medicinal. On
ſuppoſe cette maxime d'ailleurs aſſez fondée dans
l'experience, ſavoir, que notre corps a beaucoup de
parties bilieuſes. On y ajoute ; Le Caffé a beaucoup de parties ſulfurées & alcaliſées, & la bile étant

B 3

de

de nature favonnée, eft plus diffoute par ces parties,
d'où on tire enfin cette belle conféquence, qu'à force de prendre le Caffé, les perfonnes deviennent jau-
nes & enfuite diformes & laides. On croit avoir
encore plus de raifons d'un jufte zéle contre lui,
lorsqu' on pretexte que le Caffé detruife les parties
fulfurées des dents, & par conféquent les rende fem-
blables à une couleur noire. Les raifons foibles &
fuperficielles de *Mfr.* DUNCAN, par les quelles il fe
met à prouver le tort fait à la beauté par le Caffé,
ont trouvé peu d'accueil. Les Dames Angloifes
regardoient le BACO *de* VERULAMIO d'un oeil
envieux, lorsque par un éloge outré du nitre, il cau-
foit l'affoiblifèment de l'air agréable. La beauté
eft auffi peu diminuée par le Caffé qu' elle n' eft éta-
blie par ce qu' on le prend froid.

Monfieur COHAUSEN au lieu cité p. 36.
nous dit que les femmes orientales font grand cas
du Caffé parce que fon ufâge defend leurs dents contre la noircifleûre, & les dents gatées en deviennent
nettes & blanches. On ne s'eft pas contenté de
caufer aux femmes une averfion contre cette boiffon, mais on a encore menacé les hommes que le
Caffé

Caffé le priveroit de virilité. OLEARIUS *dans son Itineraire Perſan*, L. V. c. 17. p. 598. y a peut être mis le premier fondement. L'hiſtoire qu'il y raconte, eſt telle qu'elle me met en quelque irreſolution d'en donner part à ceux qui l'ignorent. Il ſuffit que l'experience apprend à lui & à ſes adherens le contraire aſſéz clairement. Je veux ſeulement dire avec *Mſr.* DUNCAN qu'une chaleur temperée y donne le branle. Le froid & l'ardeur y ſont nuiſibles. La jeuneſſe allume l'amour par ſa chaleur. Celle-ci eſt pour ainſi dire le printems de la vie. Mais l'age avancé qui eſt comme l'hyver, l'éteint enfin. Le Caffé donne de la chaleur. Pourquoi voudra-t-on douter un moment de ſa bonne operation en ce cas-là.

V. Mais je quitterai ces déſavantages ridicules, & viendrai à ceux qui meritent plus d'attention. J'ai donné au Caffé beaucoup de particules gommeuſes. Cette gomme s'attache aux parties fixes de notre corps. Elle n'eſt donc pas ſi tôt, & ſi facilement chaſſée du corps par l'excretion. Elle augmente peu à peu dans le corps. Elle cauſe dans la peau une dèmangeaiſon, & deſſous des élancemens:

mens : C'eſt pourquoi ceux qui aiment trop le Caffé, courent riſque de s'attirer par un uſage immoderé la rougeole, (purpura.) Au moins les medecins experimentés ont obſervé, il y a long temps, que les grands amateurs du Caffé ſont dans un état dangereux pendant la rougeole. De puis ce tems la ſeulement que nous autres Allemands avons commencé à prendre le Caffé à l'exemple des François, la maladie de la rougeole a èté plus frequente.

Trouvera - t - on aſſez juſte le ſentiment de Monſieur DE LA CLOSURE lorsqu'il conſeille aux jeunes femmes, qui ont né, de prendre tous les jours deux gobelets de Caffé, pendant les ſix ſemaines, ſoûtenant que celà leur rende les forces perdues ſans aucun hazard?

Outre celà il donne lieu à des obſtructions des nerfs, c'eſt ce qu'ont obſervé le feu *Mſr.* HOFFMANN & d'autres.

Quelques uns ſont d'avis que le Caffé cauſe un battement du coeur. Cela ſe fonde ſur les regles de la motion du ſang plus grande, dont je viens de faire mention. Des natures chaudes le ſentent

tent le plus.  Car c'eſt par là que le ſang eſt pouſſé
en des vaſes qui naturellement n'en ont point.  Il
heſite, le coeur ſent une reſſiſtance, & il en ſuit un
battement de coeur.  Mais celà n'eſt pas univerſel
dans tous les ſujets.  C'eſt la raiſon pourquoi j'ai
d'abord préſuppoſé qu'il faille regler la quantité de
Caffé ſelon la differente nature d'un chacun.  En
cas pourtant que le Caffé cauſe de l'emotion au
ſang, quelque doſe d'une poudre temperante ou un
coup d'eau pure l'appaiſera bientôt.  S'il eſt ſain
de prendre une taſſe de Caffé quelques heures après
diner, il ſera mal - ſain auſſi d'en prendre peu de
temps avant, ou d'abord après le manger.  Les
cauſes de la concoction ſont certaines humeurs, la
forme en ver de l'eſtomac, la chaleur, l'air & l'acidité du ſuc ſtomatique.  L'alcali du Caffé ſe joint
à l'acidité du ſel.  L'eau chaude digere le ſuc ſto-
macal, & affoiblit les fibres de l'eſtomac.  Or, la
cauſe diminuée, il faut que l'effet diminue auſſi.
Celui-ci accompagne la cauſe comme la fille ſa
mere.  Le Caffé chaſſe le ſommeil.  Le ſeul *Mſr.*
F E R R A N D prit tout le ſoir du Caffé, & dormoit
fortbien.  Il eſt donc quelque fois avantageux, quel-
quefois non, toujours par rapport aux circonſtan-

C

ces

ces. Celà ne pourra être autrement : car le Caffé fait l'excretion du fuc de nerfs, par conféquent il caufe le veiller. Cet effet éclata d'abord au jour de fa decouverte. Un troupeau de chévres qui avoient mangé de ces féves, paffa toute la nuit à fauter. Il faut qu'il foit nuifible à ceux qui en prennent jusqu'à l'excès. Parceque la grande quantité de l'eau chaude affoiblit l'eftomac & les boyaux, les fibres deviennent lâches, & par conféquent incapables d'aucune action naturelle. Le Caffé provoque alors des fueurs continuelles. Il engeudre des vents, des toûrments, une ftupidité dans la tête, une langueur & des élancemens aux membres, la toux, & d'autres maux. Quelques uns ont cru, que l'ufage du Caffé accourciffoit la vie. S'il faut ajouter foi aux hiftoriens, la vie humaine a deja diminué de beaucoup, après le déluge. Toutefois on n'a pas encore pris du Caffé à ce tems là. Il y en a qui font d'avis qu'il avoit deja été mode du tems *de* D A V I D de prendre une taffe de Caffé, puisque félon 2. *Samuel. XVII.* 28. on avoit deja eu des Caffés, ou des maifons à Caffé, à Caïre, long temps avant que les Européens en avoient eu la moindre connoiffance. Nous foûtenons avec *Mfr.* N E U M A N N *Act. Lipf.*

*Lipſ.* A. 708. p. 116. que l'uſage du Caffé ſe feroit
bien repandu plus loin pour l'avantage de la ſanté,
s'il avoit été deja mode d'en prendre du tems de
DAVID. Il nous faut aller chercher les raiſons du
terme court de notre vie en quelque autre choſe. Ce
ſont quelques Anglois qui nous ont donné de la lu-
miére ſur ces raiſons véritables.

VI. Enfin il me faut auſſi dire un petit mot de la
maniére de la quelle le Caffé eſt preparé par quelques uns. Ils prennent une demi-once du Caffé
rôti, & avec cela une chopine d'eau, & le laiſſent
bouillir enſemble une demi-heure. Je ne ſaurois
applaudir au dernier. Je me ſuis deja expliqué là-
deſſus. Il y en a qui y mettent du lait, il y en a
d'autres qui n'en mettent point. La diverſité des
perſonnes fait tout ici. Ceux qui ont de la pituite,
& de l'aigreur dans l'eſtomac & dans les boyaux,
font mieux de ſe paſſer de luit. Le ſucre eſt ſeulement ajouté pour la delicateſſe du goût. Il y en a
qui ſe ſervent de l'orge rôti, ou des féves rôties du
païs & en preparent un Caffé qui n'eſt pas tout à
fait mal-ſain, mais qui manque des qualites véritables

bles du Caffé. Le Caffé préparé des amandes dou-
ces rôties s'appelle le Caffé de Dames.

J'ai donc fatisfait votre defir, & vous ai de-
claré franchement & en peu de mots mes penfées
fur la boiffon aimable du Caffé. J'attendrai l'honneur de recevoir votre jugement là-deffus, & de
vous affurer que votre approbation feule fera parfaitement en eu état, de me mettre dans la difpo-
fition la plus indifferente contre toute la diver-
fité des fentiments. Je fuis &c. à Hal-
berftadt le     Fevrier 1752.